AF466857

DES POLYPES

DE

LA CONJONCTIVE

PAR

A. FABRE,
Docteur en médecine de la Faculté de Paris,
Ex-prosecteur à l'École de Dijon.

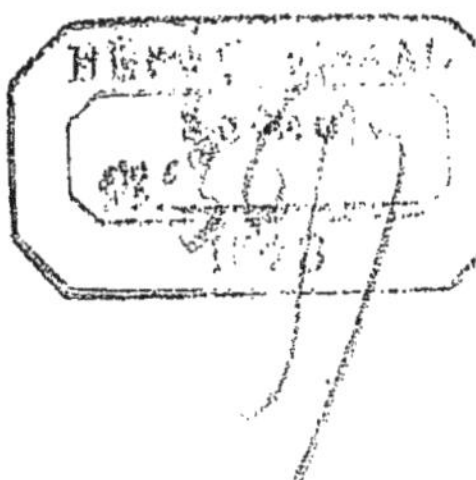

PARIS
A. PARENT, IMPRIMEUR DE LA FACULTÉ DE MÉDECINE
29-31, RUE MONSIEUR-LE-PRINCE, 29-31

1878

DES POLYPES
DE LA CONJONCTIVE

INTRODUCTION.

Les polypes de la conjonctive n'ayant pas, au point de vue clinique, l'importance des polypes naso-pharyngiens, des polypes du rectum et de l'utérus, n'ont pas été l'objet d'études aussi nombreuses et aussi complètes que ces derniers. Ils ne portent nullement atteinte à la vie du malade et leur traitement chirurgical est aussi simple que celui des autres polypes est parfois compliqué. De là l'oubli dans lequel ils ont vécu ; leur fréquence néanmoins est assez considérable.

Nous avons été à même d'en observer à la clinique du Dr Fano, que nous suivons depuis trois ans ; les autres ont été observés par MM. de Wecker et Masselon, M. Abadie, dans leur clinique particulière ; enfin, le Dr Boudin en a observé un dans sa clientèle privée et a bien voulu nous en donner la relation.

Nous suivrons dans cette étude la marche suivante : nous relaterons tout d'abord les observations que nous avons pu recueillir nous-même, observations non encore publiées, puis les observations déjà consignées dans les différents traités des maladies des yeux, dans les annales et journaux d'oculistique, et nous y puiserons une histoire générale des polypes de la conjonctive.

Nous saisissons cette occasion de remercier ici publiquement :

D'abord, notre savant et très-honoré maître, M. le professeur Lasègue, à qui nous devons notre instruction médicale et qui a toujours été pour nous, ce qu'il est d'ailleurs pour tous ses élèves, à la fois un père et un ami ;

M. le Dr Fano, notre premier maître dans la science de l'oculistique, à qui nous devons notre sujet de thèse ;

MM. de Wecker, Abadie, Masselon, Boudin, qui ont mis à notre disposition, avec une bienveillance rare, les différentes observations recueillies dans leur clinique particulière et privée.

PREMIÈRE PARTIE

OBSERVATIONS CLINIQUES

Obs. I. — D...(André), âgé de 8 ans, a été opéré le 25 mai 1877, d'un strabisme convergent à gauche.

Le 6 novembre il se présente à la clinique du Dr Fano et l'on remarque qu'il existe à gauche, derrière la paupière supérieure une tumeur fermée des deux portions aplaties d'avant en arrière, se portant au devant de la cornée qu'elles cachent en partie. Les deux portions sont mobiles pendant les mouvements de l'œil. Elles ont une forme et un aspect qui rappellent les polypes muqueux des fosses nasales.

Le point d'implantation se fait par un petit pédicule, sur la conjonctive scléroticale, immédiatement au-dessus de la moitié supérieure de la cornée.

L'enfant ne se plaint d'aucune sensation anormale; aussi, ne peut-il déterminer l'époque exacte à laquelle la tumeur a commencé à paraître. Cependant, d'après le récit du père, on peut déterminer à un mois environ l'époque de son apparition. — Un peu d'hyperémie de la conjonctive et quelquefois sécrétion de mucosités.

La section du pédicule est faite avec des ciseaux; il s'écoule un peu de sang par le point d'implantation.

7 novembre. Aucune réaction de la conjonctive scléroticale. Ecchymose sous-conjonctivale à la partie inféro-externe. — Collyre au sulfate de zinc.

Le 8. Petite saillie au niveau du point d'implantation. L'ecchymose se résorbe.

Le 12. L'ecchymose est complètement résorbée.

Anatomie pathologique (faite par M. Chambard, chef du laboratoire d'histologie de M. Ranvier). — La tumeur est formée par une masse fibreuse, revêtue d'un épithélium pavimenteux et infiltrée d'éléments embryonnaires. On y rencontre des artérioles, qui sont saines, et des veines énormément congestionnées; on y voit même un petit foyer hémorrhagique.

La tumeur peut être également considérée comme une sorte de bourgeon charnu ou comme un fibrome en voie d'évolution. (Observation recueillie à la clinique du Dr Fano).

Obs. II. — B..., âgé de 14 ans, apprenti serrurier, se présente à la clinique du Dr Fano, le 25 août 1874. Son frère, garçon intelligent, nous dit que, depuis quinze jours, on avait remarqué chez le patient l'existence d'une sécrétion anormale, entre les paupières gauches. Il y a trois jours seulement qu'on a reconnu la présence, entre les mêmes voiles, d'une petite grosseur.

Nous constatons qu'il existe en arrière de la partie la plus externe de la paupière supérieure gauche, confinant au petit angle, une tumeur qui ressemble, pour la couleur et la forme, à une luette aplatie d'avant en arrière. Cette tumeur a environ 1 centimètre de haut sur 8 millimètres de large à sa partie moyenne. Elle est d'une consistance assez ferme et elle s'implante par un pédicule d'une certaine largeur au niveau de la partie la plus externe du cul-de-sac conjonctival supérieur. Comprimée entre le globe et la face postérieure de la paupière, elle s'est moulée sur la forme de ces organes et dépasse le bord libre de la paupière supérieure, de façon à se montrer dans l'intervalle des paupières, qu'elle dépasse d'environ 1 millimètre 1/2. La présence de la tumeur n'occasionne aucune gêne. La conjonctive palpébrale supérieure et inférieure est assez injectée; il y a une sécrétion muqueuse, peu abondante du reste, le matin au réveil. Les paupières ayant été écartées l'une de l'autre par un aide, le Dr Fano saisit la tumeur avec une pince à griffes, et au moyen de ciseaux légèrement recourbés sur le plat, il coupe le pédicule. Effusion de sang insignifiante; aucune réaction consécutive.

Anatomie pathologique (faite par M. Ranvier, professeur au Collége de France). — Bourgeon charnu en voie d'organisation. Vaisseaux très-nombreux. Globules de pus abondants. Absence d'épithélium. La tumeur n'est pas un papillôme. (Polype observé à la clinique du Dr Fano, publié par lui dans son journal de chirurgie et d'oculistique, tome I, p. 247.)

Obs. III. — Le malade, M. L..., employé, âgé de 33 ans, se présente à la clinique du Dr de Wecker, le 4 juillet 1877.

On remarque près de la caroncule, dans l'épaisseur de la conjonctive (œil gauche), une tumeur pédiculée, arrondie, ayant environ 6 millimètres de diamètre dans sa plus grande épaisseur.

Le malade raconte que cette tumeur a pris naissance d'une manière insensible depuis environ deux mois, et qu'il n'y a fait aucune attention, parce qu'elle ne gênait en rien ni la vision, ni les mouvements des paupières. Peu d'injection conjonctivale autour du pédicule. Pas de larmoiement.

Le malade est opéré le jour même : excision avec des ciseaux courbes ; légère hémorrhagie consécutive.

La tumeur, envoyée au Collége de France, a été analysée par M. Chambard.

Anatomie pathologique. — La tumeur est constituée par une masse fibreuse, revêtue d'une couche d'épithélium pavimenteux stratifié, avec une couche cornée. Ce tissu fibreux est parcouru par un grand nombre de vaisseaux et particulièrement par des veines fortement congestionnées.

On y remarque une infiltration assez abondante de cellules lymphatiques et un certain nombre de kystes revêtus par un épithélium caliciforme. Il s'agit, par conséquent, d'un fibrosarcôme kystique ou d'un fibrôme kystique en voie de développement. (Polype observé à la clinique du Dr de Wecker.)

Obs. IV. — Le 4 juin 1877, le nommé B... (Calixte), âgé de 10 ans, est amené par son père auprès du Dr Boudin. Il lui déclare, qu'il y a environ quinze jours, son fils s'est légèrement blessé l'œil avec un couteau. La blessure, située à l'angle externe de l'œil gauche, donna beaucoup de sang ; mais, l'application de compresses froides sur l'œil fit cesser l'écoulement hémorrhagique et, le lendemain, il ne restait du côté de l'endroi lésé qu'une légère ecchymose, laquelle, d'après le père, n'a jamais disparu.

Actuellement on remarque une petite tumeur filiforme, située dans l'axe transversal de l'œil, ayant son point d'implantation à l'endroit même où la conjonctive scléroticale a été blessée. La tumeur suit les mouvements de l'œil et se place tantôt derrière la paupière supérieure, tantôt entre les deux paupières, dans la commissure externe de l'œil. Dans la première position, il ne gêne en rien l'enfant; dans la seconde, il occasionne des mouvements nombreux des paupières et par suite un peu de larmoiement.

Après avoir commandé à l'enfant de porter l'œil fortement à droite, l'ablation de la tumeur est faite d'un coup de ciseaux courbes. Le point d'implantation a été cautérisé avec le crayon de nitrate d'argent.

6 juin. Légère conjonctivite. — Collyre au sulfate de zinc.

Le 10. Tout marche à souhait et rien ne fait supposer que la tumeur se reproduise.

Anatomie pathologique. — L'analyse histologique fait voir de nombreux vaisseaux allant en divergeant du pédicule à la périphérie, — nombreux surtout du côté du pédicule. La tumeur est formée de cellules à noyaux sphériques et bien développés; elle est recouverte d'un épithélium pavimenteux. (Observation communiquée par le Dr Boudin).

Obs. V. — La dame D..., âgée de 62 ans, se présente à la clinique du Dr Fano, le 15 mars 1869. L'œil droit est atteint d'un staphylôme cornéo-iridien sphérique; l'œil gauche est atrophié dans son segment antérieur. Avec des lésions aussi graves, la vision est réduite à distinguer la lumière des ténèbres. La conjonctive est affectée : à gauche notamment, la portion de muqueuse qui revêt la paupière inférieure est boursouflée; celle qui tapisse la paupière supérieure est granuleuse. Immédiatement en arrière du cartilage tarse de cette paupière se détache une production ayant la forme et les dimensions d'une pièce de 50 centimes, aplatie du côté correspondant au globe, convexe par la face correspondant à la paupière, tenant à la conjonctive par une partie rétrécie en forme de pédicule, ce dernier ayant la grosseur d'un fort stylet de trousse.

D'un coup de ciseaux, le Dr Fano coupe le pédicule et la tumeur se détache.

Analyse histologique (faite par M. Ranvier, professeur au Collége de France). — La tumeur est formée d'une substance fondamentale fibrillaire, légèrement granuleuse, qui sert de substratum à des cellules embryonnaires assez nombreuses cette substance est parcourue par des vaisseaux. A la surface de la production morbide existent des cellules d'épithélium pavimenteux. La tumeur est donc formée d'un tissu conjonctif jeune, c'est-à-dire en voie de développement. (Polype observé par le Dr Fano, dont la relation est faite dans son journal d'oculistique et de chirurgie, tome I, page 248.)

Obs. VI. — Le 7 août 1877, Mlle L..., de Laval (Mayenne), se présente à la clinique du Dr Abadie.

Cette personne est atteinte d'une affection de la conjonctive de l'œil gauche. — Au premier aspect, on constate que la paupière de cet œil tombe un peu plus bas que celle de l'œil du côté opposé; elle paraît en même temps un peu plus épaisse, de sorte qu'il existe de ce côté un ptosis assez prononcé qui n'est pas dû à une paralysie du releveur de la paupière, mais bien à l'épaississement de la paupière même. Par suite de ce ptosis, l'œil paraît un peu plus petit et un peu plus enfoncé. Il est larmoyant et légèrement injecté.

En retournant la paupière, on trouve la conjonctive palpébrale épaissie, couverte de villosités, qui sont de plus en plus nombreuses, de plus en plus volumineuses à mesure qu'elles se rapprochent du cul-de-sac supérieur et, vers la commissure externe, elles ont tout à fait l'aspect de véritables masses polypiformes. Malgré cela, le tissu conjonctival paraît très-rouge, très-vasculaire; il semble comme infiltré par une masse gélatiniforme qui compose aussi, en grande partie, les exubérances charnues qui font saillie sur la muqueuse. Il s'agit évidemment ici d'une affection rare et qui n'a qu'une analogie très-éloignée avec la conjonctive granuleuse proprement dite, — dans laquelle, nous le savons, on n'observe sur la muqueuse que des petites saillies.

On pourrait penser à une dégénérescence amyloïde du tissu conjonctival, analogue à celles qui ont été signalées tout récemment par Lebert et par M. Abadie lui-même ; et cependant, il y a encore des différences notables qui empêchent de croire à cette affection. — Dans les cas de Lebert, l'infiltration amyloïde s'étendait à toute la conjonctive, même bulbaire, et formait un gros bourrelet lisse et uni, sans saillies apparentes à sa surface.

Cette malade est déjà tourmentée depuis de longues années par cette affection de l'œil gauche. Elle a subi les traitements les plus variés sans en tirer aucun bénéfice, et son frère, médecin distingué, après l'avoir soigné fort longtemps, désespérant d'obtenir une amélioration quelconque, s'est décidé à demander l'avis du Dr Abadie.

Le Dr Abadie pensa, en raison de ces saillies charnues considérables qui végétaient à la surface de la muqueuse, que les applications de collyre ou de caustique seraient ici impuissantes pour faire disparaître ces végétations polypiformes et il résolut de se servir immédiatement d'un instrument tranchant et de faire l'excision de ces masses néoplasiques. Seulement pour ne pas provoquer la formation de cicatrices qui auraient pu plus tard amener des déformations des paupières ou des complications du côté de la cornée, il n'attaqua que progressivement les végétations en les enlevant couche par couche.

Une première opération fut faite qui consista simplement dans l'ablation de toutes les végétations qui dépassaient la surface de la muqueuse. Cette opération ne fut pas très-douloureuse et donna naissance à un écoulement sanguin considérable, qu'on favorisa par l'application de compresses chaudes. Les suites furent des plus simples, et déjà, au bout de trois jours, la malade prétendait que son œil la gênait moins et que sa paupière lui semblait moins lourde. La muqueuse était plus pâle et ne présentait plus de saillies; mais elle avait encore une épaisseur considérable.

Quinze jours après la première opération, le Dr Abadie en pratiqua une seconde ayant pour objet de s'attaquer alors à la muqueuse elle-même, afin d'en diminuer l'épaisseur et d'en provoquer, si c'était possible, l'atrophie. Il enleva les couches superficielles de la muqueuse et, comme la première fois, il eut un écoulement considérable. L'œil supporta encore très-bien ce nouveau traumatisme.

Enfin une dernière excision de la muqueuse fut faite dix

jours après et, quinze jours après cette dernière opération, la conjonctive était blanchâtre, mince, atrophiée, adhérente au cartilage tarse et tout à fait comparable à celle qu'on observe après les conjonctives granuleuses complètement guéries.

En même temps que la guérison s'effectuait, la paupière moins lourde se redressait et quand la malade quitta Paris, pour retourner dans son pays, sa difformité était bien moins apparente. (Observation recueillie à la clinique du Dr Abadie.)

Obs. VII. — Le Dr de Wecker a opéré, en 1864, un jeune homme de 34 ans qui portait depuis six mois une tumeur pédiculée de huit milimètres de longueur sur cinq milimètres de largeur. Le pédicule, assez étroit, était implanté à un milimètre en dedans du point lacrymal supérieur.

Cette tumeur, d'une couleur rosée, à surface mamelonnée. était assez lisse et glissait sur la conjonctive bulbaire sans gêner le malade, si ce n'est depuis peu de temps qu'elle commençait à se placer, par moments, sur la cornée, et masquait ainsi une partie de la pupille.

L'ablation de ce polype n'offrit aucune difficulté; la petite plaie saignant beaucoup, elle fut touchée avec le nitrate d'argent et il n'est survenu jusqu'à présent aucune récidive.

Anatomie pathologique. — Examinée au microscope, la tumeur ressemblait assez à une papille conjonctivale hypertrophiée. On y remarquait une masse de fibres-cellules, entremêlées de cellules lymphoïdes, le tout étant recouvert d'une couche épaisse de cellules épithéliales, dont les plus internes avaient conservé leur structure polygonale.

[Observation due à M. de Wecker, publiée dans la nouvelle édition (en collaboration avec le Dr Landolt) de son traité d'ophthalmologie (1), tome I, page 413.]

Obs. VIII. — Une autre ablation de polype de la conjonctive a été faite tout récemment à la clinique du Dr de Wecker : il a enlevé toute une série de polypes chez une jeune femme de 20 ans.

Cette personne portait depuis son enfance un petit polype

(1) Sous presse.

près du point lacrymal inférieur gauche. Après son mariage, le développement de ce polype s'était accru de manière à atteindre la longueur d'un centimètre, en même temps qu'une série de petites excroissances était apparue sur le rebord du pli semi-lunaire.

En pratiquant l'ablation de toutes ces petites tumeurs, on eut soin d'exciser leur support et de bien cautériser, le lendemain, les plaies avec un crayon de nitrate d'argent très-effilé. Il n'y eut pas de récidive. (Leçons de thérapeutique oculaire (1), par le Dr de Wecker, recueillies par le Dr Masselon, chef de clinique.)

Obs. IX. — Le nommé Biche-Latour (Gustave), employé aux chemins de fer de l'Est, se présente le mardi, 5 février 1878, à la clinique du Dr Fano.

On remarque à la partie externe de la conjonctive palpébrale gauche, après avoir soulevé la paupière, une petite tumeur pédiculée, d'environ un demi centimètre de longueur. Le malade raconte qu'il a subi il y a environ un mois une opération à l'œil gauche; le diagnostic porté était le suivant : hypertrophie de la glande lacrymale. Et la tumeur s'est développée à l'endroit même où il a subi l'opération. Son évolution a été insensible; elle ne gêne en rien les mouvements de la paupière, n'occasionne pas le larmoiment et n'empêche la vision en aucune façon.

Séance tenante, le Dr Fano, procède à une nouvelle opération et enlève la tumeur d'un coup de ciseaux. Légère hémorrhagie; cautérisation au nitrate d'argent.

L'analyse histologique n'a pas été faite.

Obs. X. — Mme D..., âgée de 20 ans, demeurant rue St-Denis, 58, à Paris, se présente le 8 octobre 1877, à la clinique du Dr de Wecker. Elle porte à la partie interne de l'œil droit, tout proche de la caroncule lacrymale, une tumeur pédiculée d'environ un centimètre de long.

Cette tumeur s'est développée insensiblement sans donner naissance à aucun phénomène particulier dans le début.

(1) Sous presse.

Il ne s'est montré qu'un peu de larmoiement, dès que la tumeur a eu acquis un certain dégré de développement.

Diagnostic : Polype de la conjonctive.

La malade est opérée sur l'heure, et le point d'implantation du pédicule est cautérisé avec la pierre infernale.

Comme dans le cas précédent, l'analyse histologique n'a pas été faite.

Obs. XI. — K..., âgé de 8 ans, est envoyé à la clinique du Dr Fano, le 27 septembre 1865, par le Dr Courtois. Sur la face muqueuse de la paupière inférieure gauche, existe une tumeur aplatie, lamelliforme, de la grandeur d'une pièce de vingt centimes, s'insérant par un pédicule très étroit sur la conjonctive palpébrale ; elle est rougeâtre et un peu mollasse. D'un coup de ciseaux, le Dr Fano excise le pédicule et cautérise ensuite la surface d'implantation avec la pierre infernale.

Anatomie pathologique. — Examinée au microscope par Pfeiffer, elle est trouvée de nature fibro-plastique et contenant par places des cellules pigmentaires. (Traité pratique des maladies des yeux, de Fano. Tome I, page 596.)

Obs. XII. — Il s'agit d'une jeune fille, d'environ 20 ans, affectée d'une ophthalmie presque permanente, durant plusieurs années et chez laquelle il s'était formé une cataracte adhérente avec diminution du volume de l'œil, ayant déterminé la perte presque totale de la vue, et dont l'état ne laissait aucun espoir pour le rétablissement de la vision. L'inflammation oculaire se présentait fréquemment sous la forme périodique, de sorte que, sans cause apparente, elle disparaissait souvent pendant deux jours pour reparaître alors sans qu'on sût pourquoi. Après un traitement varié (la malade habitait à une distance de neuf lieues de ma demeure), je crus, dit l'auteur, avoir trouvé la cause de son mal dans la présence d'une excroissance polypeuse située dans l'angle externe. Ce corps parasite fut enlevé, en deux séances ; mais, je n'en obtins néanmoins pas la guérison de l'inflammation qui persista toujours. La malade vint encore me trouver plusieurs fois, et comme je ne jugeai plus qu'il fût nécessaire de recourir à une opération quelconque, je prescrivis une foule de moyens qui me parurent les plus rationnels Cette femme ayant cessé de revenir chez moi, j'ignore quel a été le résultat définitif de ce traitement (Heidenreich, Medicinisch Correspondenzblatt Baierischer Aertzle, 1851, et Annales d'o listique, tome XXVI, page 208).

Obs. XIII. — Une femme de 48 ans accusait une pesanteur à la paupière supérieure, qui ne lui permettait de l'élever qu'imparfaitement, de sorte que l'œil n'était jamais complètement ouvert et que la vision en était restreinte. Il n'était nullement question ici d'un état spasmodique de l'orbiculaire, car la paupière supérieure était, au contraire, plutôt relâchée, plissée et la peau du front très-mobile, susceptible d'être déplacée par en bas, de manière qu'on pouvait supposer qu'il y avait ptosis : il existait en même temps dans l'angle oculaire externe, une excroissance muqueuse, plate et dure, qui passait entre les paupières pour se diriger en haut et en dehors. Il n'était pas facile d'être fixé sur la nature du mal dont se plaignait cette femme, et on pouvait être indécis, si on devait l'attribuer à un polype de l'œil ou à une ptosis. L'auteur enleva d'abord l'excroissance comme étant la chose la plus simple et la plus facile, mais il n'obtint pas de cette opération le résultat qu'il en attendait. Au contraire, après une inflammation chronique de l'œil, il s'établit, au côté externe, un certain degré d'adhérence entre la muqueuse et le globe, ce qui diminua le mouvement de rotation en dedans et amena un strabisme fixe. La bride qui formait l'adhérence fut divisée pour guérir ce strabisme avant de pouvoir entreprendre autre chose (Heidenreich, *loc. cit.*)

Obs. XIV. — Le cas suivant, dit le Dr Heidenreich, est celu où j'ai obtenu le plus de succès et celui où l'affection était la plus simple et la plus évidente. Une fille de 10 ans se blessa avec la barbe d'un épi : cette blessure fut suivie d'une légère inflammation, que quelques lotions avec l'eau de Goulard et l'eau froide firent disparaître.

La guérison n'était cependant pas complète. L'œil devint fréquemment le siége d'une douleur fugace, prenait momentanément une coloration plus vive et, quelques mois après l'accident, les parents de cette enfant remarquèrent entre la paupière supérieure et le globe une végétation charnue, de forme arrondie. Quatre mois plus tard, on m'amena l'enfant et je reconnus à l'instant un corps mou, aplati, qui était implanté sur la surface interne de la paupière supérieure et qui semblait former une partie d'une seconde paupière. L'écoulement de sang, qui fut très-abondant et qui empêcha de voir la partie, rendit l'opération un peu difficile.

L'extirpation de ce corps charnu mit à découvert un morceau d'épi d'environ un pouce de longueur et qui était toujours resté caché jusqu'alors. On crut pouvoir d'autant mieux laisser là un petit morceau de la production qui n'avait pas été enlevé, que l'extirpation de ce fragment de l'épi, qui avait déterminé une irritation ayant duré plus de quatre mois, pouvait amener la disparition de ce qui restait encore. Mais, il n'en fut pas ainsi : car, en dedans et en haut, près de l'angle interne (la première excroissance était située plus haut et en dehors), on trouva un nouveau corps piriforme et pédiculé, dont on fit facilement l'extirpation quinze jours plus tard : la guérison fut alors complète. (Heidenreich, *loc. cit.*)

Obs. XV. — Kranka a eu l'occasion d'observer, chez une jeune fille de 18 ans, la présence de tumeurs polypeuses de la conjonctive palpébrale, situées sur le bord des paupières supérieures des deux yeux. Il existait en même temps un polype pédiculé dans le conduit auditif externe du côté gauche. Les tumeurs des paupières avaient la grosseur d'une framboise, offraient le même aspect extérieur d'un rouge pâle et adhéraient par une large base.

En les examinant au microscope, après qu'on les eut excisées, on vit qu'elles avaient toutes la même composition, à savoir de nombreux vaisseaux et du tissu cellulaire. (Kranka. Zeitschrift für Natur und Heilkunde in Ungarn, 1853, n° 4, et Prag. Vierteljahrsschrift, 1853, B. IV, — et Annales d'Oculistique, 1854, tome XXXI, page 105.).

Obs. XVI. — Un homme de la campagne alla consulter le Dr Desmarres, pour une tumeur pédiculée de la conjonctive. Le polype, raconte-t-il, attaché à la muqueuse de la paupière supérieure, pendait librement à la surface de l'œil et se plaçait quelquefois sur la cornée, masquant ainsi la pupille. La tumeur était du volume d'un petit pois, aplatie, pâle, molle, sauf à son centre, où elle offrait une certaine densité. Je renversai la paupière, divisai le pédicule d'un coup de ciseaux et cautérisai la petite plaie. Le malade fut guéri. » (Desmarres. Traité des maladie des yeux, 1855, tome II, page 180.)

Obs. XVII. — Le même auteur raconte le fait suivant : « Le 23 février 1854, j'ai enlevé un polype semblable en tout à celui de l'observation précédente, mais plus petit; il s'attachait par un pédicule étroit à la conjonctive près de la caroncule et venait couvrir entièrement le conduit lacrymal inférieur. Je l'enlevai, et le malade, âgé d'environ 45 ans, fut aussitôt guéri du larmoiement qui l'avait conduit à me consulter. » (Desmarres loc. cit.) — Dans d'autres cas, et en particulier chez une ouvrière de 35 ans, j'ai vu le polype de la conjonctive au côté externe de l'œil, près du petit angle. La tumeur s'avançait vers la cornée et pendait un peu sur la paupière inférieure. Le pédicule était plus gros que dans le cas précédent et, après l'excision, il me fallut revenir à plusieurs cautérisations pour obtenir une guérison définitive.

Obs. XVIII. — Lawrence (Traité des maladies des yeux. Paris, 1844) rapporte qu'il a vu se développer sur la conjonctive de petits polypes analogues à ceux de la membrane de Schneider.

Dans un cas, la tumeur avait le volume d'un pois et était réunie à la surface interne de la paupière supérieure par un prolongement mince. La surface était unie et muqueuse. Lorsque je l'enlevai d'un coup de ciseaux, je trouvai que le pédicule en était dur et exigeait une certaine force pour se laisser diviser. Cette tumeur était dure et fibro-cartilagineuse à l'intérieur, tandis qu'à l'extérieur elle était formée par la conjonctive. Le mal existait depuis treize ans et demi et avait provoqué le trichiasis d'un quart de la paupière supérieure.

Obs. XIX. — Une jeune fille avait un fongus mou et rouge, aussi gros qu'une noisette, qui lui sortait de l'œil. Le mal existait depuis plusieurs semaines et l'on en attribuait la cause à un brin de paille qui était venu frapper l'œil. Le fongus prenait son origine à l'endroit où la conjonctive se réfléchit de la paupière inférieure sur le globe de l'œil. On l'excisa ; mais, au bout de trois semaines, il avait repris son volume primitif. On l'enleva de nouveau, et l'on vit dans le repli de la conjonctive un morceau de paille d'un demi-pouce de long, dont on fit l'extraction. La guérison fut complète au bout de quelques jours. (Mackenzie. Traité des maladies des yeux, édition Varlomont et Testelin, t. I, page 334).

Obs. XX. — Un homme vint consulter le Dr Monteath à l'occasion d'un état inflammatoire qui était survenu à l'un de ses yeux, à la suite d'une chute qu'il avait faite, cinq mois auparavant, au milieu de buissons, le long d'une montagne escarpée. Il s'était senti blessé à l'œil au moment de sa chute, et y avait toujours, depuis lors, ressenti de la douleur, malgré l'emploi d'un grand nombre de remèdes. On apercevait très-haut, dans l'angle de réflexion de la conjonctive, un état fongueux de cette membrane. L'exploration avec la sonde démontrait qu'il y avait là un corps étranger : on le saisit avec des pinces et on l'amena dehors. Il se trouva que c'était une portion de pousse de buisson, longue de trois quarts de pouce et presque aussi grosse qu'une plume de corbeau. Ce corps étranger avait séjourné cinq mois dans le repli supérieur de la conjonctive et y était parvenu sans blesser l'œil. (Mackenzie, loc. cit.).

Obs. XXI. — Un garçon de 10 ans ayant passé une nuit sur un drap (sur lequel on avait battu des épis de blé), s'éveilla le matin avec les paupières de l'œil gauche gonflées et douloureuses. Malgré l'emploi de topiques émollients, il se forma dans la paupière supérieure un abcès qui vint s'ouvrir au-dessous du sourcil vers la tempe et laissa une ouverture qu'on ne put fermer par aucun moyen. Avec le temps, la paupière commença à se renverser en dehors, sa muqueuse se gonflant et faisant hernie, et finalement le renversement devint énorme. Huit mois environ après le début de l'affection, l'excroissance fongueuse formée par la membrane interne de la paupière recouvrait une portion considérable de la moitié supérieure du globe de l'œil, et maintenait la paupière tellement renversée, que son bord libre, surtout vers la tempe, touchait presque le sourcil. Lorsqu'on comprimait la paupière, elle cédait facilement, et il paraissait qu'elle serait bien descendue jusqu'à recouvrir l'œil, sans l'interposition du fongus de la membrane interne. Ce fongus étant sec et induré, je le fis recouvrir pendant vingt-quatre heures d'un catataplasme de pain et de lait ; je l'enlevai d'un coup de ciseaux courbes, en ayant bien soin d'éviter le point lacrymal. Après l'extirpation, je découvris dans le repli du fongus un morceau de paille d'un pouce de long environ et épais d'une demi-ligne. La paupière, après l'enlèvement de cette portion superflue de sa membrane interne, put descendre et recouvrir l'œil convenablement. Aucun symptôme remarquable ne suivit l'opération et, dix jours après, l'enfant sortit de l'hôpital parfaitement guéri, et sans autre difformité qu'une légère élévation de la paupière, dans le point où l'abcès s'était ouvert. (Scarpa. Traité des maladies des yeux, trad. de Leveillé 1855)

Obs. XXII. — Emilie G..., âgée de 14 ans, demeurant à Marolles-en-Brie, se présente à la clinique du Dr Sichel, le 1er juillet 1873.

Elle vient consulter pour une tumeur oculaire qui a débuté il y a cinq semaines. Le Dr Sichel porte le diagnostic suivant : kyste sous-conjonctival du grand angle de l'œil droit, contenant vraisemblablement un cysticerque ladrique, et propose à la malade de l'opérer séance tenante.

Le 16 août, un mois et demi après avoir été opérée, Emile G... revenait à la clinique pour faire voir une nouvelle tumeur qui avait pris naissance et s'était développée au lieu et place de la grosseur contenant le cysticerque ladrique.

L'examen de son œil fit constater que la moitié inférieure du repli semi-lunaire, épargné au moment de l'opération, avait donné naissance, par la section de son extrémité supérieure, à une petite grappe de bourgeons charnus, lesquels formaient une tumeur rosée de la grosseur d'un gros pois et adhérente à la conjonctive bulbaire par un pédicule de 1 millimètre et demi de diamètre. Celui-ci fut excisé avec une paire de ciseaux, puis cautérisé avec un crayon de nitrate d'argent mitigé. (Note sur un cas de cysticerque sous-conjonctival, observé à la clinique du Dr Sichel, par Léon Brière, chef de clinique.)

Obs. XXIII. — Seitz (Handbuch der ges. Augenheilkunde, Erlangen, 1855, page 90) rapporte un cas observé chez un employé, portant une petite tumeur de la forme d'une lentille aplatie et sarcomateuse, implantée à la face interne de la paupière supérieure, et qui donnait lieu très-fréquemment à des hémorrhagies spontanées. L'opération débarrassa complètement le malade.

Obs. XXIV. — A. de Graefe (Archiv für Ophthalmologie, B. 1 abth. I, page 280) rapporte un cas dans lequel le développement du polype fut beaucoup plus considérable. Une jeune fille de 18 ans, d'une bonne santé, fut engagée à consulter le médecin pour une tumeur à peu près de la grosseur d'une noisette, occupant l'angle interne de l'œil. Cette tumeur avait mis deux ans à se développer et commençait à gêner la malade depuis plusieurs mois, en ce qu'elle occasionnait une sensation de pression fort désagréable quand la patiente fermait les paupières. La tumeur siégeait sur la face antérieure de la caroncule, était nettement limitée, couverte d'une enveloppe muqueuse rouge et lisse. La partie sur laquelle la tumeur était implantée présentait un amincissement en forme de col, composée, comme le prouva l'ablation ultérieure, d'un tissu cellulaire très-dense. Une section de la tumeur démontra qu'elle était composée d'un tissu cellulaire lâche, parfaitement homogène et un peu fibrillaire. En le comprimant, il n'en sortait rien qu'un peu de liquide transparent. Au microscope, la tumeur présenta une couche uniforme de noyaux allongés et de cellules à fibres. La caroncule lacrymale située sous la tumeur, paraissait parfaitement saine, et en peu de jours la petite plaie fut complètement cicatrisée.

SECONDE PARTIE

CHAPITRE I.

DÉFINITION ET DIVISION.

Les observations qui précèdent se divisent en deux classes : dans l'une, se rangent les polypes ayant une origine spontanée ; dans l'autre, au contraire, nous ne remarquons que des polypes ayant une origine traumatique, soit à la suite d'opération pratiquée sur la conjonctive, soit par le fait de la présence d'un corps étranger dans l'un des deux culs-de-sac conjonctivaux.

Le diagnostic, porté dans tous les cas, a été *polype de la conjonctive* ; pourquoi donc dans les différents traités de maladies des yeux, consacrer deux articles différents aux tumeurs pédiculées de la conjonctive? Le premier est intitulé *Corps étrangers de la conjonctive*, le second, *Polypes de la conjonctive* ; le premier se termine ainsi : « *les corps étrangers*, qui s'insinuent dans l'un des deux culs-de-sac conjonctivaux, donnent naissance à des tumeurs pédiculées de la conjonctive » ; le second commence de la manière suivante : « on entend par *polypes de la conjonctive* des tumeurs ayant pour caractère commun d'être pourvues d'un pédicule. » A quoi bon ces deux chapitres? et pourquoi, en admettant pour les polypes de la conjonctive la définition précédente, ne pas établir la division suivante : *polypes d'origine spontanée et polypes d'origine traumatique?* Nous sommes en cela de l'avis du Dr Fano qui, dans les observations I et IX, rencontrant à a suite de blessures de la conjonctive des tumeurs pédiculées de cette muqueuse, diagnostique des *polypes de la conjonctive*, de l'avis du Dr Boudin qui, lui aussi, obs. IV, pose comme diagnostic « *polype de la conjonctive.* » Et cependant le Dr Fano, comme tous les auteurs de traités d'ophthalmologie, établit la division en deux chapitres, énoncée ci-dessus; mais, il revient, dans son article *Polypes de la conjonctive*, sur les tumeurs pédiculées de cette muqueuse, dont l'origine est due à la présence d'un orps étranger dans les replis conjonctivaux, et il relate tous les faits qu'il a déjà publiés quelques pages plus haut.

Nous distinguerons donc deux sortes de polypes : ceux d'origine *spontanée* et ceux d'origine *traumatique*.

De prime abord il n'est pas toujours facile de savoir à quel genre de polype l'on a affaire ; les commémoratifs sont la plupart du temps insuffisants pour guider le diagnostic. Dans l'observation XIV, Heidenreich reconnait un polype de la conjonctive; mais, est-il suffisamment renseigné pour donner à ce polype une origine *traumatique*, et peut-il croire à la présence d'un corps étranger dans le cul-de-sac conjonctival? Obs. XIX, Mackenzie, tout en ayant porté comme diagnostic *polype de la conjonctive*, ne reconnait la présence du corps étranger, un morceau de paille, qu'après une double opération. Obs. XX, le Dr Monteath reconnait la présence d'un corps étranger, mais n'en porte pas moins le diagnostic *polype de la conjonctive*. Obs. XIX,

Scarpa ne reconnaît la présence d'un épi de blé dans la tumeur de la conjonctive, qu'après plusieurs opérations successives. Le diagnostic, porté constamment, a été *tumeur pédiculée*, *polype* de la conjonctive et non pas *corps étranger de la conjonctive.*

On doit considérer encore comme polypes traumatiques de la conjonctive, les excroissances charnues dues à des blessures de cette muqueuse. On a l'occasion d'apercevoir ces végétations, lorsqu'on a largement incisé la muqueuse pour pratiquer la ténotomie dans l'opération du strabisme ou après avoir exécuté la syndectomie (abrasion conjonctivale). On les rencontre aussi sur la conjonctive palpébrale après l'opération du chalazion ou lorsque celui-ci s'est ouvert à la surface de la muqueuse. Desmarres, dans son Traité des maladies des yeux, s'exprime ainsi : Une affection qui se rapproche beaucoup de la précédente (polype de la conjonctive), c'est le développement traumatique ou spontané de végétations à la surface de la conjonctive. On en a de fréquents exemples à la suite des blessures de la muqueuse et spécialement après les opérations du chalazion et du strabisme. Dans ces cas, et lorsque la végétation ne s'accompagne pas d'un écoulement catarrhal trop abondant, il est prudent d'en retarder l'enlèvement jusqu'à formation d'un pédicule étroit. La végétation change donc de forme, et devient tumeur pédiculée ou polype de la conjonctive.

Le mot *polype* n'implique que la transformation en tumeur pédiculée d'une tumeur quelconque de la conjonctive. Aussi Rindfleisch (traité d'histologie pathologique) dit-il avec raison: La différence entre le fongus et le polype repose essentiellement sur la manière dont s'effectue le rétrécissement de la surface basilaire de la tubérosité. Si le rétrécissement n'est que relatif, c'est-à-dire s'il dépend d'un développement plus considérable de parties proéminentes de la tubérosité, nous nous servons du mot *fongus*. Le *fongus* a un pédicule large et un sommet aplati. Si le rétrécissement de la base, tout en restant relatif, devient aussi absolu parce que la tête de la tumeur, devenant sans cesse plus volumineuse, tire sur la base et l'entraîne, soit que son propre poids, soit que d'autres forces tendent à la déplacer, cette base s'amincit en un pédicule relativement étroit et il en résulte un *polype*.

Rindfleisch ajoute encore : « La végétation dentritique est, sans contredit, la forme la plus complexe que puisse atteindre une tumeur circonscrite faisant saillie à la surface où elle s'est développée. Cette tumeur représente, comme son nom l'indique, une ramification arborescente. On distingue un tronc, des branches qui en partent sous des angles variables et dont les plus petites semblent porter des feuilles ou des fruits. La même disposition se rencontre comme on sait, dans les conduits excréteurs ramifiés des glandes dites acineuses. » Que maintenant quelques-unes des ramifications viennent à se joindre entre elles et nous avons l'observation VI du Dr Abadie, des végétations polypiformes de la conjonctive.

Ainsi donc, nous entendons par polypes de la conjonctive, « les tumeurs de cette muqueuse ayant pour caractère commun d'être pourvues d'un pédicule relativement étroit, et nous divisons ces tumeurs en deux catégories : les polypes spontanés et les polypes d'origine traumatique. »

CHAPITRE II.

ANATOMIE PATHOLOGIQUE.

Le polype n'est pas un néoplasme particulier; il représente simplement une manière d'être des différents néoplasmes. Nous ne devons donc pas être étonnés de rencontrer parmi eux et des tumeurs fibro-plastiques, avec granulations pigmentaires (obs. XI) et des fibro-sarcômes (obs. III). Dans d'autres cas, le polype est de nature fibro-cartilagineuse ; tel est le cas rapporté par Lawrence (obs. XVIII); mais, généralement, ces tumeurs ressemblent assez à des papilles conjonctivales hypertrophiées; on y trouve une masse de fibres-cellules extrêmêlées de cellules lymphoïdes et le tout est recouvert d'une couche épaisse de cellules épithéliales, dont les plus internes ont souvent conservé leur structure polygonale (obs. XXIV; obs. VII ; obs. V).

Les réflexions précédentes se rapportent aux polypes spontanés. Quant aux polypes d'origine traumatique (suite d'opérations ou de blessures de la conjonctive), ils se distinguent par une riche vascularisation et une densité plus grande du tissu embryonnaire. Le stroma est nettement conformé et analogue à celui des follicules lymphatiques. En un mot c'est un bourgeon charnu pédiculé, en voie de prolifération.

Pour expliquer le mécanisme des formations pathologiques nouvelles, Cornil et Bouvier (Traité d'histologie pathologique) disent: Le mécanisme est le même que celui des formations physiologiques. Lorsqu'une cellule entre en prolifération, elle donne naissance à des cellules embryonnaires ou indifférentes. Celles-ci, si l'irritation cesse ou est lente, reviennent à leur état primitif en reconstituant le tissu générateur ; si l'irritation persiste avec intensité, le tissu générateur est complètement détruit ; les cellules embryonnaires deviennent inaptes à constituer un tissu définitif et forment le pus, ou bien elles s'organisent en un tissu dévié du type primitif. Dans le cas où l'irritation aboutit à la formation d'un tissu différent du tissu générateur, les cellules embryonnaires éprouvent les mêmes modifications que dans le développement physiologique de chaque tissu. C'est de cette façon que naissent presque toutes les tumeurs. » Nous n'avons donc pas le droit de considérer comme simple bourgeon charnu tout polype consécutif à une lésion de la conjonctive ou d'une muqueuse quelconque d'ailleurs. En effet, ne peut-il pas se faire une déviation dans le mouvement normal de reconstitution des tissus, et le bourgeon charnu ne peut-il pas être une tumeur pédiculée de mauvaise nature?

Ainsi donc, c'est surtout relativement à l'étiologie, que nous avons établi deux catégories de polypes de la conjonctive ; car l'analyse histologique peut très-bien nous démontrer, comme consécutive à une blessure de la conjonctive, une tumeur de mauvaise nature (fibrôme, sarcôme, etc.) au lieu et place d'un simple bourgeon charnu.

CHAPITRE III.

ÉTIOLOGIE.

L'étiologie des polypes *spontanés* est fort obscure : la tumeur se forme insensiblement, grossit et se pédiculise sans occasionner ni gêne, ni douleur. Peut-on invoquer dans les cas de ce genre l'influence d'une diathèse ?

Quant aux polypes d'origine *traumatique*, ils ont pour point de départ soit une blessure de la conjonctive (opération de strasbisme, extirpation de ptérygion, etc.), soit la présence d'un corps étranger dans le cul-de-sac conjonctival. Ainsi s'exprime le Dr Warlomont dans l'article *Conjonctive* du *Dictionnaire encyclopédique des sciences médicales*, p. 591 : « Chose remarquable, tandis que la moindre parcelle de poussière qui vient se loger sur la face interne des paupières, surtout la supérieure, détermine un malaise intolérable, des corps étrangers volumineux peuvent se loger dans les replis plus lâches et plus profonds de la conjonctive, et y séjourner des semaines, sans provoquer de symptômes marqués. La conjonctive s'enflamme alors et peut donner naissance à des fongosités qui enveloppent complètement le corps étranger, le dérobent à la vue et induisent en erreur le praticien. Ne soupçonnant pas, en effet, la présence d'un corps étranger, il peut penser qu'il s'agit d'une hypertrophie ou d'un polype de la conjonctive. » Et Deval, dans son *Traité des maladies des yeux*, p. 318 (1862), a écrit : « Si l'opération du strabisme, l'extirpation du ptérygion, peuvent donner lieu à la formation de productions fongueuses, de bourgeons charnus qui végètent à la surface de l'œil, il y a lieu de penser qu'un bon nombre de tumeurs qui nous occupent sont de cette nature, et reconnaissent pour cause une excoriation, une plaie quelconque de la conjonctive et du tissu cellulaire sous-conjonctival. Que d'influences, d'ailleurs parfois inappréciables, sont aptes à engendrer ces érosions : ophthalmies, action de particules corrosives, anguleuses, etc., etc. Un corps étranger, qui s'est implanté dans les tissus, fait affluer le sang vers le point qu'il occupe et peut y exciter à la longue le bourgeonnement et l'hypertrophie de la conjonctive et de la couche cellulaire sur laquelle elle repose. Ainsi s'explique le point de départ de quelques excroissances dans lesquelles on rencontre le corps étranger, lorsqu'on les extirpe. »

CHAPITRE IV.

ASPECT ET SYMPTÔMES.

Le siége ordinaire des polypes de la conjonctive est à la partie externe de la conjonctive bulbaire et, en général, dans le repli supérieur ou inférieur de cette membrane, lieu d'élection des granulations vésiculeuses avec lesquelles il est impossible de les confondre. Dans les cas de corps étranger de la conjonctive, le polype a constamment son siége dans le cul-de-sac conjonctival supérieur.

Les polypes de la conjonctive sont des tumeurs ordinairement peu nombreuses si on les compare sous ce rapport avec les granulations vraies ; ils sont d'une couleur pâle, rosée, rarement d'un rouge foncé. Leur aspect est lisse, rarement mamelonné.

Ces tumeurs sont molles, pendantes; et Desmarres ajoute à l'appui : « Un homme de la campagne m'en a offert un curieux exemple. Attachée à la portion de la conjontive qui recouvre le tarse supérieur, cette tumeur mollasse, du volume d'un très-gros haricot, pendait au devant de l'œil, tantôt vers le grand angle et tantôt vers le petit, et gênait parfois singulièrement la vision lorsqu'elle se plaçait sur la cornée. Il suffit de l'exciser ras de la conjonctive et de cautériser ensuite la petite plaie pour la faire disparaître complètement. » Elles sont très-vasculaires et ne saignent pas facilement. Il y a pourtant des exceptions à cet égard; ainsi l'observation XXIII de Seitz. Il en est de même du cas suivant observé par le Dr de Wecker sur une jeune fille de 18 ans : « C'était une tumeur de la grandeur d'une lentille, d'une couleur vineuse, adhérant par une large base au bord inférieur du tarse de la paupière supérieure; les moindres attouchements la faisaient saigner. Une guérison rapide fut obtenue au moyen de la galvano-caustique. »

Ces tumeurs peuvent atteindre un assez grand volume (obs. de Desmarres, paragraphe précédent; obs. VIII, de Wecker, 1 centimètre; obs. VII, de Wecker, 8 millimètres de longueur sur 5 millimètres de largeur; obs. II, Fano, 1 centimètre de haut sur 8 millimètres de large). Leur pédicule est toujours de peu de largeur, 1 millimètre environ. Ce pédicule s'implante rarement dans les tissus profonds de la muqueuse : il reste attaché au tissu sous-conjonctival.

Les polypes sont sujets à récidiver, et le Dr de Arlt, qui a observé trois cas de polypes, signale chez deux de ses malades une grande prédisposition aux récidives, de sorte qu'il fut obligé, pour l'un d'eux, d'avoir recours à l'ablation et à la cautérisation des pédicules des polypes qui repullulaient en diverses places, et cela pendant dix-huit mois. Chez un autre malade, cette disposition aux récidives persista pendant deux ans, de sorte qu'après des opérations souvent répétées, la partie comprise entre les points lacrymaux, le pli demi-lunaire et la caroncule se présenta sous un aspect lisse et comme tanné (de Wecker).

Les polypes de la conjonctive sont rarement pour les malades une cause de gêne, — à moins que leur développement trop considérable ne vienne à altérer les mouvements des paupières ou à mettre obstacle à la vision, en cachant une partie de la pupille.

La conjonctive est légèrement injectée tout autour du pédicule de la tumeur. Cependant, lorsque le point d'implantation a lieu soit sur la caroncule lacrymale, soit dans le voisinage des points lacrymaux la tumeur peut, dans son développement, arriver à obstruer l'ouverture des conduits lacrymaux et le malade est affecté de larmoiement. Ce dernier symptôme peut mettre sur la voie du diagnostic.

CHAPITRE V.

DIAGNOSTIC.

Le diagnostic différentiel peut être établi avec le pinguécula, le lipôme, les végétations, le cancer de la conjonctive et les polypes du sac lacrymal, faisant hernie à travers l'un des points lacrymaux.

Le *pinguécula* est une petite tumeur jaunâtre, bien circonscrite, peu saillante, située au niveau de l'axe horizontal de la conjonctive bulbaire, contre la cornée, sans jamais empiéter sensiblement sur elle, et siégeant tantôt au côté temporal, tantôt au côté nasal du globe de l'œil, dans la partie de celui-ci que l'écartement palpébral laisse incessamment à découvert.

Le *lipôme*, de couleur jaunâtre comme le *pinguécula*, a pour siége de prédilection l'espace compris entre les muscles droit supérieur et droit externe. Il se distingue des polypes par sa couleur et sa forme.

Les *végétations* de la conjonctive se rencontrent le plus souvent chez des individus lymphatiques ou scrofuleux. Ce sont des saillies rouges, charnues, un peu granuleuses, isolées ou réunies en groupes, qui ont de la tendance à se multiplier sur les parties voisines. Elles sont le plus souvent placées sur la portion de la conjonctive qui recouvre le tarse de l'une ou de l'autre paupière. Elles sont sillonnées de vaisseaux assez nombreux et ont une base toujours fort large.

Il est rare que le *cancer* de la conjonctive commence par la conjonctive elle-même; le plus souvent, il ne l'attaque que secondairement, venant, soit du fond de l'œil, soit des parties qui l'environnent. Il n'en est pas de même de la forme *mélanique* du cancer, qui débute, au contraire, souvent par la conjonctive elle-même ou sous cette membrane. Dans le cas de mélanose épanchée dans l'épaisseur de la muqueuse oculaire, le produit morbide peut y rester longtemps confiné sans envahir les autres tissus de l'œil et sans y manifester la moindre tendance à se propager ou à prendre un caractère malin. Ainsi, dans un cas cité par Fano (*Gaz. des hôpitaux*, 1872, n° 82, p. 651), une infiltration mélanique de la conjonctive bulbo-palpébrale de l'œil gauche était restée stationnaire pendant cinq ans, sans qu'il s'y produisit aucune tumeur. Dans tous les cas, la coloration toute spéciale du cancer mélanique permet de distinguer ce dernier des polypes de la conjonctive.

Les polypes du *sac* et des *conduits lacrymaux* peuvent faire hernie par l'un des points lacrymaux, l'inférieur le plus souvent, et le malade se trouve atteint presque constamment de larmoiement. Si l'on presse avec le doigt la région du grand angle, on sent la tumeur à travers le sac, et, si l'on ouvre le sac, le polype s'échappe au dehors : il se montre à l'œil de l'observateur et éclaire ainsi le diagnostic.

CHAPITRE VI.

PRONOSTIC ET TRAITEMENT.

Le *pronostic* n'est nullement fatal ; il est d'ailleurs subordonné à la nature de la tumeur. Cependant, comme pour enlever le polype, il faut pratiquer une opération sur la conjonctive, il est à craindre que cette opération ne débarrasse le malade que pour peu de temps et qu'il y ait récidive. Tels sont les trois cas de polypes rapportés par de Arlt. Dans les cas de polypes traumatiques, dus à la présence d'un corps étranger dans le cul-de-sac conjonctival, la guérison ne peut être complète que si le corps étranger est enlevé. Obs. XXI, Scarpa ne parvient à débarrasser le malade de sa tumeur fongueuse, qu'après l'enlèvement du morceau de paille, cause première de son mal.

Le *traitement* des polypes conjonctivaux consiste à les

enlever, ce qu'on fait sans difficulté avec des ciseaux courbes. Une précaution à prendre, c'est d'enlever avec les ciseaux une petite partie de la conjonctive sur laquelle est implanté le pédicule. En observant cette recommandation et en cautérisant avec le nitrate d'argent, on évitera, le plus souvent, les récidives.

A. Parent, imprimeur de la Faculté de Médecine, rue M.-le-Prince, 31.

www.ingramcontent.com/pod-product-compliance
Ingram Content Group UK Ltd.
Pitfield, Milton Keynes, MK11 3LW, UK
UKHW020431220726
13923UKWH00005B/2166